PHÉNOMÈNES ET BIZARRERIES

DES

DEUX DENTITIONS

SUIVIS DE QUELQUES OBSERVATIONS

SUR

L'IRRÉGULARITÉ DES DENTS

ET SUR PLUSIEURS CAS DIFFICILES NON RÉSOLUS

POUR ÉTABLIR PARFAITEMENT UN DENTIER ARTIFICIEL SANS ESSAI ET SANS TATONNEMENT.

Par **P.-J. GINDRE**,

MÉDECIN-DENTISTE DE LA FACULTÉ DE PARIS.

PRIX : 1 FRANC.

A NANTES,

Chez J. FOREST aîné, libraire, quai de la Fosse.
L'AUTEUR, quai Cassard, 2.

1852.

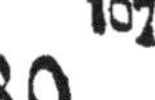

PHÉNOMÈNES ET BIZARRERIES

DES

DEUX DENTITIONS

SUIVIS DE QUELQUES OBSERVATIONS

SUR

L'IRRÉGULARITÉ DES DENTS

ET SUR PLUSIEURS CAS DIFFICILES NON RÉSOLUS

POUR ÉTABLIR PARFAITEMENT UN DENTIER ARTIFICIEL SANS ESSAI ET SANS TATONNEMENT.

Par P.-J. GINDRE,

MÉDECIN-DENTISTE DE LA FACULTÉ DE PARIS.

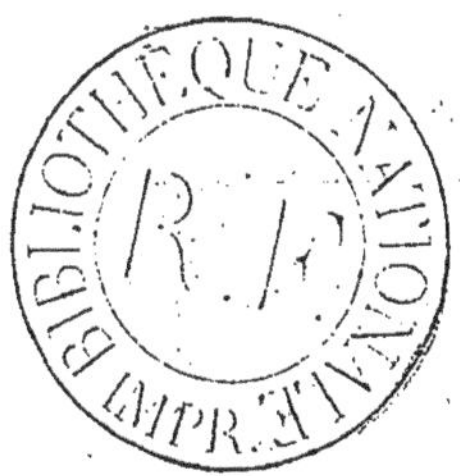

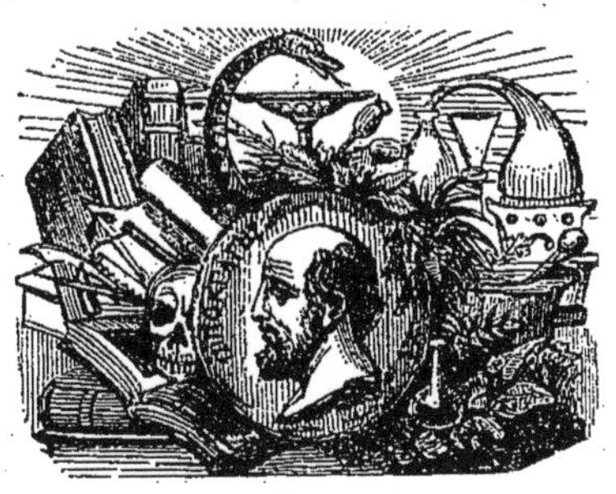

A NANTES,

Chez J. FOREST aîné, libraire, quai de la Fosse.
L'AUTEUR, quai Cassard, 2.

1852.

NANTES, IMP. CHARPENTIER, RUE DE LA FOSSE, 32.

PHÉNOMÈNES ET BIZARRERIES

DES

DEUX DENTITIONS.

Le but que je me suis proposé en publiant cette brochure, est d'éveiller la curiosité des pères et mères en leur parlant des phénomènes qui accompagnent quelquefois l'une et l'autre dentition. Cette curiosité peut les amener à prendre plus de soin des dents de leurs enfants qu'ils sont trop disposés à négliger, surtout de quatre à sept ans, âge où la carie attaque souvent leurs molaires. Avec un peu de sollicitude, il serait facile d'arrêter le cours de cette maladie, d'éviter à l'enfant une extraction pénible et des douleurs qu'il ne connaîtra que trop tôt. Il ne suffit pas d'avoir donné la vie à un enfant, il faut encore assurer son bonheur autant qu'on le peut, et les dents concourant à un acte sans l'intégrité duquel la santé peut être gravement compromise, doivent donc attirer leur attention. Il en est de même de l'irrégularité de ces organes qui causent des désagréments nombreux : l'ébranlement, le tartre, la difficulté de s'exprimer, la carie qui les attaque, etc., etc., en sont les suites inévitables. Ce sujet de chagrin pour beaucoup de personnes est cependant facile à prévenir, mais difficile à corriger à un certain âge.

La réputation du dentiste est passée en proverbe, parce que le hasard en fait plus que les études spéciales relatives à cette profession. Il est facile de ramasser quelques procédés de mécanique dentaire avec lesquels on peut se présenter devant des examinateurs, savants médecins sans doute, mais ne connaissant rien d'un art qu'ils regardent, à tort où à raison, comme tout-à-fait mécanique, intéressant peu la vie des hommes, qui, après quelques questions insignifiantes faites au récipiendaire, lui donnent sans difficulté, non pas un diplôme, la loi le défend, mais un certificat de dentiste. Cependant, cette profession s'est sensiblement relevée dans l'opinion, depuis que beaucoup de médecins et de chirurgiens n'ont pas craint de l'exercer. Mais ces derniers venus ont prétendu, contrairement aux examinateurs, que les grandes opérations chirurgicales de la bouche étaient du ressort du dentiste, et quelques-uns disent même que le dentiste ne doit attacher qu'une importance raisonnable à la mécanique dentaire.

Voilà une prétention bien extraordinaire d'après le mode de réception des dentistes et d'après la loi du 19 ventôse an XI, qui, se taisant sur l'exercice de cette profession, donne le droit au premier venu de l'exercer, même aux femmes, comme le prouve un arrêt de la cour de cassation ([1]).

Je trouve le conseil ridicule de n'attacher qu'une importance raisonnable à des opérations que le dentiste fait tous les jours, qui assurent sa réputation et une haute importance à des opérations qu'il ne fera jamais, parce que le public, meilleur connaisseur, ne s'adressera pas à un dentiste pour un carcinôme des mâchoires, un cancer de la langue, une maladie grave des sinus maxillaires, etc., etc. Ces cas trop sérieux ne sont point de sa compétence; mais il s'adressera au chirurgien habile, au savant médecin.

Cette divergence d'opinions a retardé et retarde la mécanique dentaire, qui, quoiqu'ayant fait beaucoup de progrès depuis une trentaine d'années, laisse encore beaucoup à désirer. Je parlerai, à la fin de

(1) Alors changez la loi et le mode de réception. Je ne veux point discuter des opinions si opposées; cette discussion m'entraînerait trop loin. Mais je pense que les examinateurs devraient exiger de la part du récipiendaire la connaissance des éléments de médecine et de chirurgie. L'opinion contraire est exorbitante et peu logique dans l'état actuel de cette profession.

cette brochure, de plusieurs difficultés qui n'ont point encore été résolues relativement aux dentiers, et dans un petit ouvrage que je vais faire imprimer, je donnerai les moyens propres à les établir avec facilité, et avec la certitude de réussir sans essai et sans tâtonnement.

DESCRIPTION SUCCINCTE DES DENTS.

Tout le monde connaît les petits os qui garnissent l'une et l'autre mâchoire de l'homme, et qu'on appelle dents. Leur nombre est variable aux différentes époques de la vie.

L'enfant de deux à trois ans n'en présente que vingt, dix à chaque mâchoire ; de cinq à six ans, il en paraît quatre autres : ce qui porte le nombre de ses dents à vingt-quatre. L'adulte en présente de vingt-huit à trente-deux.

Chaque dent se compose de la couronne, d'une ou plusieurs racines.

La couronne est la partie de la dent qui se montre au-dessus des gencives. Elle est composée de deux substances : l'intérieure est l'os dentaire; l'extérieure est une sorte de vernis d'un blanc de lait que l'on nomme émail, qui garantit la dent des chocs violents auxquels elle est exposée, la met à l'abri du chaud, du froid et de l'usure qui pourrait résulter du frottement des unes contre les autres dans la mastication. Au-dessous de l'émail l'os se rétrécit; cette dépression circulaire porte le nom de collet, qui est recouvert par la gencive.

La racine est formée par l'os dentaire, qui se continue sans interruption avec celui de la couronne : elle se trouve entièrement cachée dans l'épaisseur des mâchoires dans de petites loges nommées alvéoles; autant il y a de racines, autant il y a d'alvéoles. (*Figure* 1.)

Au centre de chaque dent, se trouve une cavité qui s'ouvre au sommet des racines, contenant une substance qu'on appelle bulbe, germe, pulpe, composée de vaisseaux et de filets nerveux très-fins et très-déliés. C'est cette substance qui est le siége des vives douleurs que font éprouver les maux de dents. (*Figure* 2.)

Le même nombre de dents, sous la même dénomination, existe à l'une et à l'autre mâchoire. On nomme incisives les quatre dents qui sont placées à la partie antérieure de la bouche; on les distingue en centrales et latérales. Les premières sont beaucoup plus larges que les secondes; c'est pourquoi on dit aussi grandes et petites incisives. A la mâchoire inférieure le contraire a lieu : les centrales sont moins larges que les latérales. Ces dents n'ont qu'une racine.

Viennent ensuite les canines que quelques personnes désignent sous le nom de dents de l'œil, à la machoire supérieure, quoiqu'il n'y ait aucune connexion entre les yeux et ces dents; les racines en sont fortes et souvent très-longues, surtout à la mâchoire supérieure, où elles s'enfoncent à travers l'apophise de l'os maxillaire, et parviennent jusqu'aux os propres du nez. Je vois souvent des personnes qui croient que l'extraction de ces dents influe sur la vue; si elles présentent des difficultés dans l'évulsion à certains dentistes, ils confirment le préjugé.

Les petites molaires sont au nombre de huit, quatre à chaque mâchoire, deux après chaque canine; leurs racines sont simples à la mâchoire inférieure, assez souvent doubles à la mâchoire supérieure, où, lorsqu'elles sont parvenues à une certaine profondeur, elles se divisent en deux branches.

Le nombre des grosses molaires est de douze, six à chaque mâchoire, trois de chaque côté, immédiatement après les petites, complètent le système dentaire de l'homme. Les molaires de la mâchoire inférieure n'ont que deux racines, à la supérieure trois et quelquefois davantage; les quatre dernières sont appelées dents de sagesse, parce qu'elles sortent souvent tard. La sortie de ces dents occasionne quelquefois de graves accidents. (*Figure* 5.)

PREMIÈRE DENTITION.

La nature accorde à l'homme deux dentitions successives, dont l'une vient remplacer l'autre à une époque qui varie selon la force ou la faiblesse de l'enfant.

Les dents sortent par paire, à des intervalles plus ou moins éloignés. Leur apparition sur les bords alvéolaires est très-variable; il est assez rare qu'elles paraissent avant la naissance. Cependant, Wans-Viéten, Columbus rapportent des exemples d'éruptions précoces; Haller cite beaucoup d'enfants qui ont été dans le même cas. Polydore Virgile rapporte le fait d'un enfant qui naquit avec six dents.

J'ai vu, il y a quelques jours, une petite fille âgée de neuf ans, demeurant à Nantes, place Bretagne, dont la précocité des dents est assez extraordinaire. Si j'en crois la mère, à douze mois elle possédait toutes ses dents; elle parlait, chantait intelligiblement. Une année après elles étaient toutes tombées, hors les molaires et les canines de la mâchoire supérieure qu'elle possède en ce moment. Aucune dent de seconde dentition ne paraissait devoir sortir au moment où je l'ai observée.

La dentition peut aussi être retardée sans compromettre la santé de l'enfant. Fauchard en a observé un de six ans qui n'avait que quelques dents à la partie antérieure de la bouche. Brousset en cite un autre, âgé de douze ans, qui ne possédait que la moitié de ses dents.

Lanzoni a observé un enfant dont les dents ne parurent qu'à sept ans; il ne commença à parler qu'à cette époque : les parents craignaient qu'il ne restât muet et édenté. C'est un fait très-remarquable que les enfants ne commencent à articuler qu'après l'apparition des dents antérieures. D'après l'observation de Lanzoni et celle que j'ai citée plus haut, il paraît qu'il y a un rapport constant entre le développement de la voix et la sortie de ces organes.

Gallien, Eustachi, Spigel ont observé des enfants sur lesquels la dentition avait commencé à la mâchoire supérieure, et ces médecins ont considéré cette irrégularité comme une règle générale; mais aujourd'hui tous les anatomistes et les physiologistes conviennent que la sortie des dents commence ordinairement à la mâchoire inférieure.

Wans-Viéten pensait et Auzeby soutenait que les dents de lait étaient dépourvues de racines. La plus simple observation eût prouvé à l'un et à l'autre que ces dents possédaient des racines aussi fortes, relativement à leur volume, que les dents secondaires. Mais, lors de la chute spontanée de ces dents, on remarque effectivement que la couronne se trouve dépourvue de la racine qui a été dévorée par l'absorption. C'est ce qui a induit en erreur ces deux médecins.

Rien n'est plus variable, disent tous les auteurs, que la sortie des dents des mâchoires de l'enfant : les uns naissent avec des dents, comme je l'ai dit ; chez les autres elles ne paraissent que beaucoup plus tard. Cependant, leur sortie s'annonce ordinairement du sixième au huitième mois après la naissance.

Ce sont les incisives centrales qui paraissent les premières à la mâchoire inférieure; peu de temps après sortent les deux incisives à la mâchoire supérieure, à quelques jours de distance l'une de l'autre.

Puis viennent ensuite les incisives latérales d'en bas suivies des latérales supérieures.

Du douzième au quatorzième mois après la naissance, paraissent quatre petites molaires [1], deux à chaque mâchoire.

Du quinzième au vingtième mois, quatre canines [2].

Du vingtième au trentième, la dentition de l'enfant se trouve complète par la sortie des quatre molaires postérieures. (*Figure 3.*)

L'enfant, à deux ans et demi ou trois ans au plus

(1) J'appelle les dents petites molaires pour me conformer à l'usage : ce sont de véritables molaires.

(2) Il faut remarquer que la canine ne pousse pas à la suite de l'incisive latérale, mais la première molaire.

tard, possède vingt dents, dix à chaque mâchoire, appelées dents de lait, parce qu'elles viennent pendant que le lait est sa seule nourriture; on les appelle aussi primitives temporaires, parce qu'elles ne durent que peu de temps. Mais, dans le peu de temps qu'elles ont à rester sur les mâchoires, il faut que les parents se pénètrent bien qu'elles sont les premiers organes de la nutrition, et que la nature, sage dans toutes ses œuvres, n'en prive l'enfant qu'une à une, pour ne pas interrompre cette fonction si nécessaire à son développement. Lorsque le dentiste est forcé de les enlever, crainte d'un plus grand mal, c'est presque toujours la faute du père ou de la mère, qui ont manqué de prévision et de sollicitude à l'égard de l'enfant, et qui se consolent en disant qu'il en repoussera d'autres, sans tenir compte de sa douleur, comme s'il ne devait pas apprendre trop tôt à souffrir.

DEUXIÈME DENTITION.

L'enfant, comme je l'ai dit, ne possède que vingt dents jusqu'à l'âge de cinq à six ans; à cet âge, la nature lui accorde quatre molaires permanentes, c'est-à-dire qui doivent durer toute la vie, et qui sont les premières molaires de l'adulte.

Si les vingt premières ne sont point ébranlées lors de la sortie des secondes, il arrivera pour toutes ce que l'on voit souvent arriver pour quelques-unes;

c'est-à-dire que la racine de la primitive n'étant point absorbée, elle restera en place : la secondaire arrivant se placera soit en avant, soit en arrière, ce qui formera une double rangée de dents.

Pline, Valère-Maxime, etc., rapportent des cas semblables.

L'histoire dit qu'un des fils de Mithridate en avait deux rangées, qu'Hercule en avait trois.

Le professeur Baumes a observé deux enfants ayant l'un et l'autre une double rangée.

Arnold, médecin de Breslaw, rapporte avoir rencontré un enfant de quatorze à quinze ans, qui avait vingt-six dents à chaque mâchoire ; elles étaient saines et bien placées sur deux rangs, excepté les incisives qui étaient légèrement déviées. Quoique le célèbre professeur Marjolin rapporte cette observation dans le nouveau Dictionnaire de Médecine, article *Dent,* pathologie, page 448, cette observation me paraît difficile à comprendre. Comment les petites molaires qui se forment entre les racines des molaires de l'enfant, ont-elles pu paraître sans obliger ces molaires à leur céder la place? Il serait difficile de répondre à cette objection. (*Figure* 4.)

Il y a autant de danger pour l'harmonie de la denture de les laisser pousser comme de les enlever trop tôt, ainsi que je le dirai en parlant de l'irrégularité de ces organes.

Les dents, en sortant des mâchoires, ont le volume qu'elles conserveront toute la vie. Les mères consultent quelquefois le dentiste sur la grandeur de ces dents, surtout pour les incisives qui paraissent d'une largeur excessive et désagréable à la vue, comparées aux dents de lait restantes. (Voyez la *figure* 5 pour comparer la première et la seconde dentition.)

La sortie des quatre molaires permanentes, qui porte le nombre des dents de l'enfant à vingt-quatre, annonce la chute des primitives, qui s'effectue à l'âge de sept ans, quelquefois un peu plus tôt un peu plus tard, en suivant à peu près l'ordre où les premières sont arrivées.

D'abord, les incisives centrales inférieures, puis les supérieures, ensuite les latérales inférieures suivies des supérieures.

A neuf on dix ans à peu près sortent les premières petites molaires; de dix à onze viennent les deuxièmes, et de onze à treize les canines.

A peu près à la même époque sort la deuxième grosse molaire; enfin, les dernières, dites de sagesse, de dix-huit à vingt-cinq ans, quelquefois plus tôt ou plus tard. Assez souvent ces dents ne sortent pas, surtout chez les sujets qui ont le bas du visage étroit et déprimé. (*Figures* 3 *et* 4.)

Les dentitions, comme tous les phénomènes de l'économie animale, présentent une foule de variétés relatives à leur époque et à leur durée. Il arrive assez souvent que les dents de lait ne sortent pas, mais seulement les dents secondaires, et, par une marche inverse, la nature conserve des dents de lait sans donner celles de remplacement. Cette observation est très-importante, afin de ne pas opérer sans de fortes raisons pour régulariser la seconde dentition. Le dentiste ne peut prévoir si la dent qu'il ôte sera remplacée ou non.

J'ai été consulté par la mère d'une demoiselle âgée de treize ans et demi. J'ignore la cause pour laquelle on enleva à cette enfant, à l'âge de huit ans, la canine et les deux molaires de première dentition de chaque côté de la mâchoire inférieure. Du côté gauche, les deux grosses molaires se sont jetées dans le vide; les petites molaires sont poussées, mais ne trouvant pas une place suffisante, l'irrégularité a porté sur la canine qui est tout-à-fait proéminente. Je suis d'autant plus porté à penser que ses dents ne seront pas remplacées du côté droit, que l'os est déprimé et présente peu d'épaisseur.

Il n'est pas rare de voir des dents de lait subsister jusqu'à l'âge de vingt, trente ans et plus. Il y a dix-huit mois qu'une demoiselle âgée de vingt-un ans vint me trouver pour la débarrasser de quatre molaires de lait qu'elle possédait encore à la mâchoire supérieure. Elles étaient solides, mais un peu plus courtes que les voisines, ce qui lui déplaisait beaucoup. Elle était persuadée, ou on l'avait persuadée qu'en les ôtant il en reviendrait d'autres plus belles et plus en harmonie avec les latérales. Je lui représentai qu'il était plus rationnel de les garder, en tâchant de lui faire comprendre les inconvénients qui pourraient résulter de leur ablation, et je refusai de faire une opération qui aurait eu pour résultat d'édenter, peut-être pour la vie, cette jeune femme.

Mécontente de moi, de mon avis et du refus formel d'enlever ses dents, elle me quitta. Un an après, elle venait me trouver pour lui placer quatre dents artificielles qui ne valent pas celles dont on a eu l'imprudence de la priver.

La sage nature donne à l'homme deux dentitions qui devraient lui suffire pendant le cours de son existence; mais, en s'éloignant d'elle pour satisfaire de vains caprices, des besoins factices, il en est souvent privé au milieu de sa carrière.

TROISIÈME DENTITION.

Les mâchoires de l'homme, dans l'état naturel, ne renferment que deux sortes de dents, les primitives et les secondaires; mais, d'après des observations multipliées faites par des auteurs savants et véridiques, il est incontestable que quelques dents paraissent une troisième fois chez quelques individus.

MM. Delabarre, Hudson et Lemaire nient tout ce qui peut avoir rapport à une troisième dentition.

« Le temps de la révolution des dents, dit le docteur Hudson, est très-irrégulier ; elle arrive quelquefois un an, deux ans, trois ans plus tôt ou plus tard chez les uns que chez les autres. Chez quelques sujets elle n'est même terminée qu'à un âge très-avancé. Ce sont des faits très-communs et dont je suis témoin presque tous les jours. J'ai vu des adultes qui conservaient une, deux, trois, quatre, et même huit dents temporaires; j'en ai rencontré deux qui n'en avaient perdu aucune. Mais je puis affirmer que tous ces prétendus faits de l'apparition d'une troisième série dans la vieillesse, arrivée à des mortels privilégiés, ne sont autre chose que l'éruption retardée de la seconde série; et je n'ai jamais rien rencontré qui me parût ressembler à une troisième, et que je puisse reconnaître comme y ayant le moindre rapport. »

Tel est aussi le sentiment de M. Delabarre dans son traité de la seconde dentition. Il nie formellement tout ce qui peut se rapporter à une troisième dentition; et dans son odontologie il dit : « Lorsque les dix dents de lait de chaque mâchoire sont renouvelées, si l'on est obligé d'ôter une des dents adultes, soit pour cause de carie ou de mauvais arrangement de ces organes, elle ne sera point remplacée de nouveau, *à moins que, par un hasard extraordinaire, il n'y ait des germes surnuméraires.* »

C'est aussi ce hasard extraordinaire qu'invoquent Haller, Albinus, Blandin, Serres, etc., à l'appui de leurs observations. Aucun d'eux n'a dit qu'une troisième dentition soit naturelle; aucun dentiste instruit et prudent n'a jamais compté sur une pareille prodigalité de la nature, qui est plus souvent oublieuse que prodigue.

Quant à Lemaire, il rapporte, dans son traité sur les dents, une observation qui aurait dû le faire changer de sentiment : « En ôtant une canine à une demoiselle âgée de seize ans, quelle fut ma surprise, dit-il, lorsqu'au lieu d'une seule dent j'en trouvai quatre très-distinctes, détachées l'une de l'autre et sans doute produites chacune par un germe particulier. »

Il n'a vu dans ces dents ainsi rassemblées qu'un fait extraordinaire, une bizarrerie de la nature, sans en tirer la conséquence que, produite chacune par un germe particulier, la dent pouvait se reproduire quatre fois.

Gehler cite l'exemple d'une canine qui, enlevée trois fois, fut trois fois renouvelée.

Unguebauer a observé un enfant de dix ans sur lequel trois fois douze dents se reproduisirent. Ce fait paraît bien extraordinaire.

Entraîné par la lecture des ouvrages de savants dentistes, j'avoue que je ne croyais que faiblement à la reproduction de quelques dents, lorsqu'un médecin de Nantes, âgé de soixante-six à soixante-huit ans, me fit demander; il désirait avoir un dentier. Il ne lui restait à la mâchoire supérieure que les deux canines qui supportaient quatre incisives artificielles. J'enlevai ces canines qui étaient branlantes et le gênaient; il était facile de voir que ces dents étaient de seconde dentition. Trois ans après, ce monsieur souffrait beaucoup; la pièce supérieure avait perdu son aplomb, la mastication était très-difficile. Nous reconnûmes l'arrivée de deux canines qui étaient bien de troisième dentition. Je fus obligé de faire deux ouvertures à la base du dentier pour faciliter leur évolution.

Tous les cas dont l'authenticité ne peut être contestée se rapportent à des dentitions très-incomplètes. Le renouvellement de quelques dents, loin d'être un bienfait de la nature, est, au contraire, un grave inconvénient. Frappant sans cesse les gencives, elles les irritent, y déterminent de la douleur qui ne cesse que par leur extraction. Je ne vois pas d'ailleurs qu'il soit plus difficile de concevoir une troisième dentition partielle que les anomalies que l'on rencontre souvent dans des organes beaucoup plus importants que les dents.

Une troisième dentition complète chez les vieillards ne peut être considérée que comme une exception, excessivement rare, aux lois que la nature s'est imposées dans la production des dents. C'est pourquoi la rareté du renouvellement complet de ces organes chez les personnes très-âgées a fait douter et ensuite nier l'authenticité d'observations, quoique citées par des savants recommandables.

Sennertus et Joubert ont observé, le premier, sur une femme âgée de soixante-dix ans, le second, sur une femme de soixante, l'éruption de vingt nouvelles dents.

Pline, Aristote, Mutianus rapportent des observations de dentitions complètes chez des vieillards de quatre-vingts à cent ans (1).

(1) Quoiqu'un siècle semble le terme le plus reculé de la vie humaine, il n'est pas excessivement rare de trouver des hommes qui ont poussé leur carrière beaucoup au-delà. Hervey disséqua le corps d'un Anglais mort à cent cinquante-trois ans. On voit dans la bibliothèque de Bruxelles les portraits et l'histoire de trois hommes, dont l'un vécut cent soixante-neuf ans, l'autre, cent soixante-douze, et le dernier, cent quatre-vingt-cinq, qui se nommait Jean Rovin. Il avait une femme qui vécut cent soixante-quatre ans, et avec laquelle il resta marié environ un siècle et demi. Si j'en crois l'épitaphe suivante que je trouve dans un traité historique des plantes de la Lorraine, tome 2, page 79, un Lorrain aurait vécu deux cents ans :

Ci-gît qui de chenu et très-vieux édenté,
Renouvela son poil, ses dents et sa santé,
Et puis ayant vécu deux siècles sans souci,
Rendit son âme à Dieu. Son corps repose ici.

Bacon nous dit que la comtesse de Demont, âgée de cent quarante ans, vit ses dents se renouveler pour la troisième fois.

Le docteur Mantzelius, dans la collection académique, partie étrangère, rapporte un fait de troisième dentition bien extraordinaire. Il dit que, « ayant accompagné l'électeur de Brandebourg dans le voyage qu'il fit à Clèves, en 1666, il arriva dans cette ville un vieillard âgé de cent vingt ans, qui se faisait voir pour de l'argent, et que je vis à la cour de l'électeur. La force de sa voix marquait celle de sa poitrine, et, ayant parcouru les tons de la musique, il fut entendu à plus de cent pas. Ayant ensuite ouvert la bouche, il nous fit voir deux rangs de dents aussi blanches que des perles. Au sujet de la beauté de ses dents, il nous dit qu'étant allé à La Haye, deux ans auparavant, par le même motif qui l'avait fait venir à Clèves, ayant alors cent dix-huit ans, il avait appris qu'il se trouvait dans cette ville un autre vieillard anglais, âgé de cent vingt ans; qu'il lui avait rendu visite, et qu'il lui avait parlé en ces termes : « Nous sommes à peu près de même âge, » car je n'ai jamais que deux ans moins que vous, » et j'ai eu la plus grande curiosité de voir un vieil» lard qui est mon aîné. Je n'ai jamais ressenti jus» qu'à présent aucune incommodité ; mais, depuis » trois jours que je suis ici, j'ai un grand mal de

» tête et de grandes douleurs aux mâchoires, de
» sorte que je me persuade que Dieu va bientôt me
» retirer du monde. — Vous vous trompez, mon
» cher ami, me dit-il, vous rajeunissez, au contraire,
» et vous faites des dents comme les enfants : la
» même chose m'est arrivée à cent dix-huit ans, qui
» est l'âge que vous avez. — Ah! je prie le Seigneur,
» lui répondis-je, de ne pas me punir au point de
» prolonger encore mes jours. » Je le quittai ensuite et je m'allai mettre au lit. Je ne tardai pas à ressentir les plus vives douleurs aux mâchoires, et toutes les dents que vous voyez sortirent ensuite successivement. »

Si les troisièmes dentitions complètes à un âge avancé ont eu lieu, comme je viens d'en rapporter quelques observations, elles doivent être excessivement rares, mais ne paraissent pas impossibles. Si la nature a assez de puissance pour produire quelques dents de troisième série, ce dont on ne saurait douter, elle peut, dans quelques circonstances favorables, en produire un plus grand nombre. D'ailleurs, lorsqu'elle s'écarte des lois qu'elle s'est elle-même imposées, il est difficile de dire jusqu'à quel point elle s'en éloigne et par quels moyens elle exécute ses bizarreries.

AUGMENTATION ET DIMINUTION DES DENTS.

Il arrive quelquefois de voir un individu posséder une ou deux dents de plus que le nombre ordinaire.

M. Delabarre cite un enfant dont la dentition offrait six incisives à la mâchoire inférieure.

Un de mes confrères m'a fait observer, sur un jeune homme de dix-neuf ans, deux canines de seconde dentition à la mâchoire supérieure, très-bien rangées.

Il n'est pas rare de rencontrer des bouches privées de quelques dents, soit qu'elles ne se sont pas développées primitivement ou renouvelées plus tard.

Ma femme présente cette singularité : soit manque de développement, soit avortement des germes, elle ne possède à la partie antérieure de la bouche que quatre dents séparées, au lieu de six.

M. Berthelot, jeune homme de vingt ans, présente le même fait.

Il y a peu de dentistes qui n'aient observé, dans le cours de leur pratique, de petites dents minces, courtes, affectant des formes bizarres ressemblant le plus souvent à une petite canine. Elles sont rares dans la première dentition, et ne se développent qu'après la formation de la seconde (1). Ces dents que j'appelle surnuméraires paraissent le plus souvent, soit en avant, soit en arrière du cercle dentaire, quelquefois au palais ou entre deux dents, bien rangées, mais plus courtes.

J'ai enlevé, il y a quelques jours, une de ces dents, située au palais, à un enfant de quatorze ans, fils d'un jardinier nommé Liset, qui gênait la langue dans ses mouvements.

J'en ai ôté une autre au fils de M. Lemonnier, placée entre les deux grandes incisives, qui soulevait la lèvre d'une manière désagréable et aurait fini par la blesser.

Si l'on rencontre des dents, soit en plus, soit en moins, il est très-rare de voir la bouche dégarnie par l'absence de développement de ces organes. Ce cas extraordinaire a cependant été observé par différents auteurs.

Le professeur Baumes a connu à Saint-Gilles un huissier, nommé Vaizon, auquel il n'est jamais sorti aucune dent.

Borelli a vu une femme âgée de soixante ans qui était dans le même cas.

Les éphémérides rapportent que M. Rugtembeck,

(1) Il ne faut pas les confondre, comme certains auteurs, avec les dents primitives dont les racines n'ont pas été absorbées, et sont restées en place après l'arrivée des secondes.

magistrat de Frédérickstadt, ainsi qu'un chirurgien du même lieu, n'eurent jamais que des molaires, sans avoir ni incisives ni canines.

Il est à remarquer que les individus chez lesquels le manque congénial des dents a été observé, n'en sont pas moins parvenus à un âge avancé.

AGGLOMÉRATION DES DENTS.

Dans l'ordre naturel, toutes les dents sont distinctes les unes des autres ; quelques cas rares modifient néanmoins cette assertion. L'agglomération de quelques-unes n'est pas un fait très-extraordinaire. Si l'on réfléchit à la proximité où les rudiments de ces organes se trouvent les uns des autres tandis qu'ils se développent, on doit être étonné de ne pas rencontrer ce vice de conformation plus souvent. C'est à quatre ans que l'on trouve le plus de dents formées ou qui se forment dans les mâchoires ; toutes les dents primitives sont dehors, et les dents secondaires sont en dedans ; vingt dents sont visibles, et trente-deux cachées. Il est étonnant que leur développement, dans un espace aussi étroit, ne donne pas lieu plus souvent au vice dont nous parlons.

Fox cite plusieurs cas d'agglomération de deux dents, soit par les couronnes, soit par les racines ;

il s'est présenté à Black douze cas où deux dents ne formaient qu'un seul corps.

Lemaire, Serres, Jussieu, Albinus, Goemmering, etc., etc., ont observé de pareils phénomènes.

Hollier rapporte qu'un homme étant venu pour se faire arracher une dent, le chirurgien en tira plusieurs, et emporta un morceau de la mâchoire. Le malade se plaignit; il attaqua le chirurgien en justice pour l'avoir mal opéré. Il fut acquitté : les juges reconnurent que les dents ne s'implantaient pas, mais faisaient corps avec le maxillaire.

Bernard Ganga, que Sabatier cite dans son traité d'anatomie, tome premier, rapporte qu'il a trouvé dans les catacombes de Rome une tête sans mâchoire inférieure, à laquelle il n'y avait que trois corps dentaires : un qui tenait lieu des quatre incisives et des deux canines, et les deux autres qui tenaient lieu des cinq molaires de chaque côté.

A la rigueur, on peut concevoir de pareils vices de conformation, puisque des auteurs contemporains rapportent de pareils phénomènes, mais moins étendus; mais quelle croyance devons-nous ajouter au rapport de Plutarque, qui nous dit que Pyrrhus avait toutes les dents réunies par les couronnes, ainsi que le fils de Prusias, roi de Bithinie. Ces princes n'avaient qu'un seul os à chaque mâchoire, qui tenait lieu de dents.

Melanthon dit avoir vu à Lunébourg, à la cour du prince Ernest, une fille qui n'avait qu'une seule dent occupant toute l'étendue d'une de ses mâchoires.

Valère-Maxime, Linden, Schenk et quelques autres auteurs rapportent de pareils faits qui peut-être ont été mal observés. Ces auteurs, quoique savants, étrangers à l'art du dentiste, n'ont-ils pas pris une accumulation de tartre enveloppant l'appareil dentaire, pour une seule dent occupant l'une ou les deux mâchoires? Les observations suivantes pourraient le faire penser.

Eustachi a rencontré sur un de ses concitoyens assez avancé en âge trois ou quatre dents molaires unies ensemble par une matière dure et pierreuse. Sabatier a vu une jeune fille de quinze à seize ans, dont toutes les dents étaient renfermées sous une croûte pareille. M. Fournier cite, dans le Dictionnaire des Sciences Médicales, un cas semblable comme un phénomène. Il n'y a pas de dentiste qui, dans le cours de sa pratique, n'ait rencontré vingt cas de cette nature sur plus ou moins d'étendue de l'appareil dentaire. Il n'est pas rare de voir des personnes ne prendre aucun soin de leurs dents, qui ne savent pas même si elles en ont, si les douleurs, suite de leur négligence et de leur malpropreté, ne les forçaient de recourir au dentiste.

J'ai rencontré deux individus dont les dents étaient

tellement couvertes par le tartre, qu'il était assez difficile de distinguer si elles n'avaient pas été remplacées par un corps osseux.

Le premier était un nommé Rigondeau, luthier à La Rochelle. Le phosphate calcaire qui couvrait ses dents, n'avait pas de dureté, et ne pouvait tromper que les personnes peu habituées à voir ces sortes de concrétions.

Le second était un habitant de Brest ; on pouvait distinguer deux nuances sur la matière qui voilait la couronne de ses dents. La partie supérieure était couverte d'un tartre dur, brillant, poli, également distribué, on l'aurait dit émaillé, et plus bas il était brun ; les gencives étaient saines et l'haleine sans odeur désagréable. Je crus avoir trouvé un phénomène ; mais l'ayant examiné plus attentivement, je lui proposai d'enlever la couche pierreuse qui couvrait ses dents : il n'en avait que trente, toutes saines et bien rangées. Je suis persuadé qu'une personne étrangère à l'art du dentiste, pouvait facilement être trompée.

VICES DE CONFORMATION DES MACHOIRES.

Les mâchoires de l'homme peuvent présenter trois vices principaux de conformation, qui sont : la proéminence, la rétroition et l'inversion.

La proéminence se reconnaît lorsque les arcades alvéolaires se portent obliquement en avant, ainsi que les dents. Si cette difformité existe aux deux mâchoires, elle donne à la bouche l'aspect d'une mâchoire d'animal; si le vice n'existe seulement qu'à l'inférieure, il constitue une variété du menton dit de galoche.

La rétroition est le vice de conformation opposé à la proéminence. Les arcades alvéolaires, ainsi que les dents, au lieu de se diriger du côté des lèvres, se portent du côté de la langue, disposition qui donne à la bouche, lorsqu'elle est fermée, non-seulement une dépression difforme, mais altère la prononciation en gênant la langue dans la liberté de ses mouvements. Ce vice peut attaquer l'une et l'autre mâchoire.

L'inversion des arcades dentaires a lieu lorsque la mâchoire inférieure a acquis un accroissement considérable et dépasse en avant la supérieure. Cet allongement de la mâchoire inférieure, tandis que la supérieure est restée dans son état naturelle, s'appelle *menton de galoche*.

L'ordre dans lequel les dents sont rangées peut simuler un vice de conformation de l'une ou de l'autre mâchoire, ou seulement d'une partie de l'une des mâchoires. Il en est ainsi lorsque les incisives supérieures sont en retard dans la deuxième dentition, et que les inférieures sont sorties ou jetées un peu en avant par l'accroissement rapide de la mâchoire, les supérieures se montrant sont sans cesse frappées dans l'occlusion de la bouche par les inférieures qui les repoussent en dedans. Une, deux, trois, et même les six dents supérieures, peuvent prendre cette mauvaise direction, et présenter une mâchoire proéminente accidentelle fort désagréable, mais qu'un dentiste adroit parvient toujours à corriger.

Les vices de conformation réels des mâchoires sont assez rares; lorsqu'ils sont dans l'intention de la nature, ils sont incurables, car il n'est pas au pouvoir de l'art de raccourcir les excédants soit d'une mâchoire inférieure ou supérieure. Mais s'ils ne résultent que de l'obliquité des arcades alvéolaires, on peut quelquefois les faire disparaître entièrement ou en diminuer les désagréments.

Les vices dont je viens de parler, réels ou simulés, entraînant l'irrégularité des dents, doivent être traités par le dentiste. Mais, en pareils cas, il est bon de prendre conseil d'un médecin ou d'un chirurgien qui ne s'est point circonscrit dans l'exploitation d'une seule branche de l'art de guérir; les spécialités qui ne sont que des fragments du grand tout qui constitue l'art, ne peuvent être judicieusement exercées que par ceux qui ont fait des études générales. En agissant ainsi, on évite des dépenses inutiles, des longueurs, et, ce qui est pis, des méprises quelquefois dangereuses.

IRRÉGULARITÉ DES DENTS.

Il est rare que les premières dents poussent irrégulièrement; si elles prenaient une mauvaise direction, il serait inutile et même dangereux de vouloir y remédier, puisque ces dents doivent tomber quelque temps après leur sortie. D'ailleurs, l'irrégularité des dents primitives influe très-peu sur celles qui doivent leur succéder. Cependant, si un enfant apporte une pareille disposition, les parents feront bien de faire souvent visiter sa bouche dans le cours de la seconde dentition.

L'irrégularité des dents ne constitue pas une maladie, comme le pensent quelques auteurs, puisqu'il y a absence de douleur, mais contrarie les vues de la nature qui, en les donnant à l'homme, s'est proposé, non-seulement son utilité, mais l'exacte proportion de la figure. Il faut que le vicieux arrangement de ces organes affecte bien désagréablement certaines personnes, puisque l'on voit journellement des femmes qui n'osent rire ou qui ne rient qu'avec ménagement en contractant les lèvres pour les cacher, contraction qui leur fait faire une petite grimace dont l'habitude leur cache le ridicule.

Les dents, déviées en avant, repoussent la lèvre qui fait une saillie désagréable; si elles sont portées en arrière, occupant une partie de l'espace où doit se mouvoir la langue, la prononciation sera difficile, balbutiante. Richerand, dans ses éléments de physiologie, page 408, dit que le bégaiement peut être produit par le manque ou le mauvais arrangement de plusieurs dents. Cette disposition anormale est non-seulement la cause de la carie qui les attaque, d'une mastication imparfaite, mais encore de leur usure prématurée; car, lorsqu'elles sont très-irrégulièrement placées, il est difficile de les tenir dans un état de propreté satisfaisant.

Si nos dents nous sont nécessaires, indispensables pour la mastication, elles ne le sont pas moins comme organes de relation, comme instrument de la parole; sans elles, nous ne pourrions exprimer d'une manière prompte, facile, nos sensations, nos sentiments, nos affections. Saint-Jérôme, qui surpassa en variété d'érudition tous les écrivains de son temps, qui fut le plus grand orateur de l'Église chrétienne, était si convaincu que d'une bouche en désordre il ne pouvait sortir un discours éloquent, qu'ayant voulu apprendre l'hébreu, il se fit limer toutes les dents, afin que sa prononciation en devînt plus nette et plus sonore.

La sollicitude des parents doit être fortement

éveillée par de pareilles considérations, qui influent plus souvent qu'ils ne pensent sur le bonheur de leurs enfants, qui les blâment souvent de leur insouciance ou de leur tendresse mal entendue.

La régularisation de la deuxième dentition est un point très-important de pratique, sur lequel les auteurs ne sont point d'accord. Les uns, tels que Hunter, Miel, Duval, etc., prétendent que les cercles alvéolaires contenant les dents temporaires d'un enfant de dix-huit à vingt-cinq mois, ne prennent point d'accroissement.

Delabarre, Lemaire, Laforgue pensent le contraire, c'est-à-dire, que les arcs s'allongent progressivement pendant tout l'intervalle qui existe d'une dentition à l'autre. — Les premiers prétendent qu'il faut enlever de bonne heure les dents temporaires ; les seconds, qu'il faut les conserver jusqu'à leur chute naturelle.

La difficulté n'est pas ici d'enlever les dents, mais de savoir s'il y a nécessité absolue de les ôter. Je pense qu'il est ridicule de refuser à la partie antérieure de la mâchoire la faculté de s'étendre pour placer des dents fécondaires un tiers plus larges que les primitives, et de l'accorder à la partie postérieure pour placer les deux dernières molaires. D'après cette manière de voir, toutes les bouches devraient être irrégulières, ce qui n'est pas. Ne voit-on pas tous les jours les quatre incisives de seconde dentition chasser les primitives, et, quoiqu'un tiers plus larges, comme je l'ai dit, se placer sans opération et très-régulièrement? Beaucoup de dentistes, entraînés par la réputation d'hommes savants d'ailleurs, mais qui n'ont pu échapper à l'axiôme *errare humanum est*, croient que l'éruption ou la chute des dents n'est qu'un phénomène passif; qu'ils se détrompent : c'est un acte vital qui ne s'exécute qu'à un temps donné; on ne fait rien faire à la nature malgré elle, et, s'il fallait en croire Duval et ses adhérents, elle eût évidemment dérogé à cette prévoyance admirable qui caractérise ses moindres productions.

Je ne veux pas traiter longuement une question qui nécessiterait des détails anatomiques déplacés dans cette brochure; mais, le plus succinctement possible, je vais comparer les deux méthodes suivies par les auteurs.

« Tous les enfants, dit Bunon, cité par M. Duval, » qui ont les mâchoires étroites et les dents de lait » trop serrées, ont évidemment des dispositions à » avoir des dents nouvelles fort mal rangées. »

Bunon a raison. Lorsque les mâchoires sont bien développées, les dents pas trop larges, la nature se suffit à elle-même, et les dents poussent régulièrement sans le secours du dentiste. C'est ce qui arrive chez presque tous les enfants. Si la mâchoire est étroite, les extractions qu'il va recommander sont loin d'atteindre le but qu'il se propose; je pense, au contraire, qu'elles retardent jusqu'à un certain point le développement des mâchoires.

« Aussitôt qu'une dent primitive paraît ébranlée, » dit-il, il faut l'ôter et prévenir sa chute. Si l'on » aperçoit une dent nouvelle dont le volume excède » la capacité de la place qu'occupait la première, il » faut, pour la mettre à son aise, ôter les deux » dents voisines, sans attendre qu'elles tombent na- » turellement. »

Les dents de seconde dentition étant toujours un tiers plus larges que les dents primitives, et se présentant toujours un peu obliquement, il faudra en enlever trois pour en placer une, et cela chez tous les enfants nécessairement.

« En ôtant ces dents à propos, continue Bunon, » on facilite la venue des autres, et on leur ménage » une place commode. »

Le dentiste n'ôte pas ces dents à propos, puisqu'elles sont solides, et que la nature, sans son secours, tenterait de s'en débarrasser si elles étaient nuisibles. Elles tomberont, c'est vrai; mais devancer sans nécessité le moment marqué pour leur chute est une grande faute: car il arrive souvent qu'une dent secondaire ne se développe pas, et que la dent de lait persiste quelquefois jusqu'à un âge avancé. Vous n'avez donc pas la certitude que la dent primitive solide qu'il vous plaît d'enlever, sera remplacée. Vous ne hâtez nullement l'arrivée des secondes par l'extraction des primitives; vous la retardez, au contraire. Vous ménagez effectivement à la dent une place commode; mais savez-vous s'il n'est pas dans l'intention de la nature d'élargir la place qu'elle occupe, en pressant les deux dents qui l'appuient de chaque côté. J'ai souvent observé ces deux dents s'éloigner sensiblement pour donner passage à la nouvelle venue, quoique l'espace m'ait paru très-étroit lorsqu'elle s'est montrée.

« Les canines sacrifiées aux incisives, et les petites » molaires aux canines, leur laissent un espace » libre pour prendre d'elles-mêmes un bel arran- » gement. »

Les canines ne sont pas les dents qui succèdent immédiatement aux incisives latérales; ce sont les premières molaires de l'enfant. Si le contraire arrive, ce n'est qu'une fois sur quinze. En enlevant une canine, il est certain que l'incisive latérale déjà poussée, et la petite molaire qui arrive, se jetteront dans le vide. Les canines secondaires arrivant et trouvant envahie la place qui leur était destinée, paraîtront, soit en avant, soit en arrière du cercle alvéolaire, irrégularité tout-à-fait désagréable, difficile à corriger. Aussi, les dentistes aiment mieux enlever ces dents que de tenter de les régulariser.

Il finit en disant : « Quand la place que doit oc-
» cuper une canine, ne paraît pas suffisante pour
» son volume, eu égard à celui des incisives qui sont
» déjà renouvelées, il faut, pour lui en ménager,
» ôter la première molaire de lait à droite et à
» gauche, ou même les deux, s'il est nécessaire. Si
» les petites molaires sont renouvelées, il faut sacri-
» fier les canines, et si cela n'est pas suffisant, on
» peut, suivant l'exigence des cas, ôter quelques
» petites molaires nouvelles. »

Il ajoute que « c'est à la prudence du dentiste à
» apporter tous les ménagements dus à la faiblesse
» de l'âge pour ne point donner aux enfants de
» l'éloignement ou de l'aversion pour les soins diffé-
» rents que demande leur bouche. »

La sage et bonne nature se serait-elle trompée? aurait-elle été plus marâtre pour l'homme que pour les autres animaux dans la production et l'arrangement de ses dents, que l'on soit obligé de martyriser ainsi l'enfance? Non, non, mille fois non! Ce système, comme dit Lemaire, ne peut être défendu que par des hommes intéressés à se rendre les apôtres de certaines opérations chirurgicales, généralement funestes, quoique parfois utiles quand on les fait avec raison et prudence. Il aurait dû ajouter, et aussi contraires à l'humanité. Car c'est tenir peu de compte des douleurs que détermine l'extraction de vingt dents solides et quatre encore de seconde dentition, si les premières ne suffisent pas. Il est certain que vingt extractions ne suffiront pas, si les mâchoires sont étroites, les dents un peu larges. Heureusement qu'un dentiste adroit possède des moyens plus doux et plus en harmonie avec la faiblesse de l'âge. Quelle confiance peut avoir un enfant dans un homme qui le torture: sa mère n'appellera plus le gendarme pour le faire obéir; il lui suffira de le menacer du dentiste.

La méthode suivie par Delabarre, Lemaire, Laforgue, que M. Duval a attaquée avec violence, est plus conforme à la nature, plus prudente, et est applicable dans presque tous les cas. N'ôter, disent ces auteurs, les dents incisives de lait qu'à mesure qu'elles branlent, une à une, et seulement quand celles de remplacement s'annoncent sensiblement.

Ne point enlever les canines de lait dans l'intention de placer les incisives de deuxième dentition, attendu que ces quatre incisives, mal rangées en apparence, élargiront bientôt la portion de cercle de la mâchoire qu'elles occupent, et que tel enfant qui annonçait avoir des dents mal rangées à huit ans, les aura très-bien à douze.

N'enlever les molaires de lait seulement lorsque celles de seconde dentition les font vaciller; ce qui arrive ordinairement à l'âge de neuf à dix ans. Si ce sont les canines qui devancent les petites molaires, leur ébranlement avertit de ce qu'il faut faire.

Le docteur Hudson, qui a exercé pendant quarante ans la chirurgie dentaire avec beaucoup de succès, n'agissait pas autrement. « L'usage, dit-il, d'extraire les dents des enfants avant qu'elles soient vacillantes, est très-erronné. Le but que l'on se propose, qui est de faire plus de place aux dents de la seconde dentition, est manqué par ces opérations. Les soins des parents suffisent pour prévenir beaucoup de désordres. Ne troublons point la nature et la sagesse divine dans la production des dents permanentes. C'est le moyen de tromper l'espoir des charlatans. »

En agissant d'après cette méthode, on ne s'expose pas à ébrécher un enfant dont une dent secondaire ne se serait point développée. L'enfant alors aura confiance au dentiste pour les soins ultérieurs de sa bouche; car, s'il est obligé d'enlever une dent qui peut gêner, la nature s'est elle-même chargée d'en absorber les racines et d'en rendre l'extraction si facile, qu'à défaut du dentiste, le père ou la mère peut aisément l'ôter.

Cette règle générale admet cependant des exceptions; il est beaucoup de cas trop longs à rapporter et qui ne peuvent être jugés que par un dentiste expérimenté. Les parents ne doivent pas perdre de vue que le plus souvent l'irrégularité de quelques dents est causée par une dent primitive dont la racine n'a point été absorbée pour livrer passage à la seconde, qui est forcée de pousser dans l'intérieur de la bouche. Dans un pareil cas, que la dent soit solide ou non, il est de toute nécessité de l'enlever.

Si la partie antérieure de la mâchoire est très-étroite, et que les dents ne puissent s'y placer régulièrement, il faut par quelques moyens mécaniques exciter son évasement s'il ne se faisait pas naturellement, ou pour régulariser les dents secondaires qui persistent dans une direction vicieuse. Ce cas est d'autant plus désagréable, que quelquefois on ne peut obtenir la régularisation désirée que par la perte d'une ou deux dents. Si tous les moyens employés ont été inutiles, il ne faut opérer d'extraction que lorsqu'on est assuré que la mâchoire ne prendra plus d'extension.

L'accroissement de l'arc antérieur des mâchoires est un fait irrécusable. Les dents, chez presque tous les enfants de quatre à cinq ans, qui étaient contiguës, se trouvent séparées à l'âge de six à sept ans, séparation qui n'aurait pas lieu si l'arc devait rester fixe, comme beaucoup d'auteurs le prétendent. Chez ceux dont les dents ne se séparent pas à cet âge, on remarque que cet agrandissement s'opère à la sortie de chaque dent de remplacement; c'est ainsi que l'arc n'est augmenté que du degré nécessaire au placement de l'organe arrivant.

La nature se manque rarement à elle-même. C'est pourquoi les dents irrégulières ne sont pas aussi communes qu'on pourrait le penser; mais, comme cette difformité de la bouche est très-apparente, elle est plus remarquée, surtout chez les femmes.

DENTIER.

La prothèse dentaire, ou l'art de remplacer les dents perdues, n'est pas un art nouveau, puisque Hérodote, le père des historiens, qui vivait 484 ans avant Jésus-Christ, parle des dents artificielles que l'on plaçait de son temps. Chez presque tous les peuples de l'antiquité on trouve des traces de cet art; et je ne pense pas que chez les Grecs, les Romains, où la civilisation était très-avancée, qui attachaient beaucoup de prix aux commodités de la vie, chez lesquels les lettres étaient cultivées avec soin, où les orateurs à la tribune décidaient des destins de l'état; je ne pense pas, dis-je, que cet art qui donne à la parole toute sa force, toute sa grâce, ait pu être négligé dans ces républiques où le talent oratoire était regardé comme le premier des talents pour parvenir aux honneurs.

Cet art se perdit dans les temps de barbarie pour ne renaître que plusieurs siècles après; il est tout nouveau en France, puisqu'il ne date que du siècle de Louis XV. Fauchard en fut le créateur; l'ouvrage qu'il nous a laissé soutient encore aujourd'hui sa haute réputation. Depuis ce célèbre dentiste la mécanique dentaire a fait beaucoup de progrès : les pièces sont mieux finies, plus naturelles, mieux appliquées et plus solides. L'abandon des fils de soie, de chanvre, d'or, avec lesquels on soutenait les pièces artificielles, est un progrès de la plus haute importance. Ces fils ont des inconvénients très-graves : imprégnés de salive, ils se raccourcissent, entraînent les dents sur lesquelles il sont fixés, les ébranlent, les rendent douloureuses, déterminent souvent la carie, les coupent en très-peu de temps, surtout les métalliques; les gencives sont sans cesse irritées par leur présence; ils donnent à la bouche une odeur désagréable, durent peu de temps, se rompent tout-à-coup et ne permettent pas au client de replacer la pièce à l'instant. En très-peu de temps une dent artificielle attachée ainsi entraîne la chute des latérales; quelque temps après, il faudra en placer trois, ensuite cinq. Je ne connais pas de moyen plus certain d'édenter son client. Cette ancienne mais facile manière d'attacher les pièces de dents artificielles avec des fils, quoique tout-à-fait abandonnée par presque tous les dentistes, n'en a pas moins laissé subsister le préjugé que les dents artificielles occasionnaient la chute des bonnes dents restantes. Une disposition particulière des mâchoires dans l'occlusion de la bouche, des dents trop courtes ou trop déchaussées obligent quelquefois à recourir à un pareil moyen d'attache. Je pense que si, par un procédé quelconque, on ne peut diminuer ou éloigner le danger que ces fils font courir aux dents du client, il est plus rationnel de se passer de pièces artificielles.

Les anciens dentistes n'employaient pour remeubler la bouche que des matières osseuses, telles que les dents naturelles, celles de beaucoup d'animaux, les os de bœuf, de cheval, l'ivoire, les dents de l'hippopotame ou cheval marin. Cette dernière substance a été débaptisée depuis quelque temps par deux dentistes, et présentée au public sous le nom d'Osanore, et *de leur invention*, invention renouvelée des Grecs, vieillerie érigée en nouveauté, invention à paternité multiple, qui porterait parfaitement le nom qu'ils lui ont donné, s'ils le faisaient dériver d'ozène, ozénite ; car, après quelque temps de séjour dans la cavité buccale, cette substance, ne résistant que faiblement à l'action dissolvante de la salive, se décompose, change de couleur, devient jaune, ensuite noire, et donne une odeur désagréable pour soi et pour les autres.

Les inconvénients inhérents aux dentiers d'hippopotame ou osanore en avaient tellement restreint l'usage, que peu de dentistes se servaient de cette matière, lorsqu'il prit fantaisie à deux dentistes, pour un motif que je ne veux point expliquer, de donner à cette substance des qualités qu'elle est loin de posséder, puisque Fauchard et Bourdet, il y a cent ans, frappés des inconvénients qu'elle causait, avaient déjà cherché et employé des matières plus résistantes, moins attaquables par la salive. Les dentiers osanores ne durent que peu de temps; il faut jouir d'un bon tempérament et d'une bonne santé pour les porter quatre ou cinq ans : chez beaucoup de personnes, ils n'en durent pas deux, et j'ai vu de ces dentiers tomber en putrillage et donner une odeur infecte au bout de six mois. Ceux qui prônent ces dentiers osseux, n'ôtent ni dents ni racines, quelque détériorées qu'elles soient, ne placent ni ressorts ni crochets, qui sont cependant les moyens de fixation les plus solides, les plus durables et les plus rationnels. Les détracteurs de ces agents trouvent qu'il est bien plus facile de faire un nœud sur une dent que de contourner adroitement et avec précision une lame d'or sur une ou plusieurs dents pour suspendre la pièce sans tirailler les dents de support.

Le public qui aime à être trompé, est servi selon son goût par les dentistes qui promettent de n'ôter ni dents ni racines pour placer un dentier osanore; il n'y a pas un seul dentiste qui ne soit capable d'opérer un pareil miracle. Mais l'expérience apprend que des dents branlantes, déchaussées, des racines douloureuses, entretiendront sans cesse une suppuration lente, nuisible à la propreté et à la santé, et ne pourront offrir un point d'appui solide. Ces dents en ruines, intercallées dans un dentier, rendront la mastication sinon impossible, du moins très-difficile. Le client n'accusera pas ses mauvaises dents des souffrances qu'il éprouve, mais le dentier et le dentiste; elles tomberont quelque temps après, le dentier perdra ses rapports avec les maxillaires; leur chute nécessitera un nouveau travail et de nouvelles dépenses qui peuvent être agréables au dentiste, mais je doute que le client pense de même.

Tous les auteurs qui ont écrit sur l'art du dentiste jusqu'en 1809, ont dit que, pour jouir d'un dentier complet, il fallait enlever les dents et les racines restantes, bonnes ou mauvaises. Magiolo n'ôtait pas les bonnes dents, il les coupait et conservait les racines. Ils avaient raison. L'hippopotame ou osanore, employé par eux à la confection d'un dentier entaillé pour placer une ou plusieurs dents restantes, comme certains dentistes le font aujourd'hui, devenait d'une fragilité si grande, que le moindre effort le brisait sans espoir de le raccommoder solidement; de plus, les parties faibles étaient rapidement dévorées par la salive. Ce genre de travail n'est bon qu'à Paris; il est certain qu'en province un dentier qui aurait si peu de durée, attirerait des reproches si le dentiste ne prévenait pas le client; mais tout ce qui vient de Paris est magnifique. Certainement qu'il s'y trouve des artistes fort habiles, mais il y en a davantage qui ne le sont pas. Je l'ai habité vingt ans. J'ai vu souvent des personnes venir de province avec des pièces parfaitement faites, dont l'ajustement, la solidité, le naturel ne laissaient rien à désirer, et croire qu'à Paris on les exécuterait encore beaucoup mieux. Tout l'avantage que ces personnes trouvaient au changement d'artiste, c'étaient quelques pièces de cinq francs de différence.

Les progrès que la mécanique dentaire a faits depuis une trentaine d'années, donnent les moyens de conserver les dents et les racines solides, pourvu que la mastication puisse s'opérer sans douleur. Il est vrai que le dentier est plus difficile à faire; il demande plus de précision dans l'ajustement. Un dentiste adroit profite merveilleusement des dents et des racines solides pour lui donner un aplomb et une fixité que dans quelques circonstances il n'aurait pas sans leur présence.

Il fallait, du temps de Fauchard et de Bourdet, que le client et le dentiste fussent pourvus d'une bien grande patience pour exécuter des pièces de quelque étendue (1). Le dentiste ne prenait point le modèle de la bouche ; ce n'était qu'avec la plus grande incertitude et en tâtonnant qu'il creusait les bases qui devaient s'appliquer sur les gencives, en présentant sans cesse le dentier sur les mâchoires du client. Un pareil ouvrage demandait des séances nombreuses, fatigantes, et qui ne devait avoir que rarement les qualités nécessaires pour remplir les fonctions auxquelles il était destiné. Je conçois que, dans le temps où l'on travaillait ainsi, la personne, pourvue d'un pareil instrument, devait le placer dans sa poche en se mettant à table, ce qui n'était pas très-naturel. Mais aujourd'hui qu'un dentier confectionné par un habile dentiste, remplace et rend les mêmes services que les dents naturelles, je ne conçois plus qu'une personne raisonnable n'ose en user qu'avec la plus grande discrétion. Ce n'est plus, en ce cas, coquetterie, mais nécessité, si l'on veut conserver sa santé, ou la rétablir, si elle était altérée.

Quelques auteurs pensent que le client s'habitue plus vite à un dentier osseux ou osanore, que la mastication est plus facile ; que, s'il blesse, on peut sans inconvénient creuser les bases, etc. Je conviens

(1) Il en est encore de même aujourd'hui relativement aux dentiers. Si le moule articulé sort juste de la bouche du client par les procédés employés, ce n'est que par hasard.

qu'un dentier d'hippopotame est plus facile à faire, on risque moins de le manquer; mais l'expérience m'a appris depuis longtemps qu'un instrument pareil bien construit en dents minérales, ne blesse pas, gêne moins, sert mieux à la mastication, a une durée indéterminée, ne donne aucune odeur, que les dents sont aussi belles que les naturelles, qu'elles ne changent jamais, l'action de la salive n'ayant aucune prise sur elle, et qu'un dentier fait d'une manière convenable peut durer vingt ans et plus. Comparez ces avantages avec les osanores, qui d'abord blanches, deviennent jaunes, noires, et qu'il faut quitter après un laps de temps fort court, si l'on ne veut en avaler les dégoûtants débris.

La perte totale des dents à l'une et à l'autre mâchoire occasionne entr'elles un changement bien extraordinaire. La supérieure se retrécit dans tous ses diamètres par le retrait des alvéoles, qui s'opère de dehors en dedans; le contraire arrive à la mâchoire inférieure : elle s'allonge. Tous les auteurs conseillent, pour rétablir les rapports entre les deux mâchoires, de placer obliquement en dedans les dents inférieures et en dehors les supérieures, de les faire tomber les unes sur les autres, et cela dans tous les cas, quoique la bouche se ferme assez rarement de cette manière. Ils prétendent que la mastication est plus facile. Ils auraient dû dire que le dentier est plus facile à faire ; que la mauvaise grâce que présente la bouche, soit en riant, soit en parlant ; que la proéminence du menton, la dépression difforme qui reste au-dessus de la lèvre supérieure, et l'obliquité ridicule de la partie inférieure de la même lèvre, ne les regardaient pas.

La prothèse dentaire n'est devenue un art certain que du moment où M. Dubois-Chément, inventeur des dents minérales, nous enseigna le procédé de lever exactement le moule des mâchoires. Magiolo, en 1809, insista sur ce procédé, et le décrivit ; depuis, tous les dentistes l'ont adopté. Avant cette époque, je pense qu'il était difficile de réussir, et quelquefois impossible ; la mastication devait toujours être très-pénible. Je ne suis pas étonné si Gariot demandait six mois pour s'y habituer ; Magiolo réclamait six semaines. Avec les procédés que je publierai, il faut six jours pour le faire et s'y accoutumer, si les gencives sont en bon état.

Les meilleurs dentiers, les plus durables, les moins embarrassants pour le client lorsqu'ils sont bien faits, et qui ne changent pas, sont ceux en dents minérales rapportées sur une base métallique. Les personnes qui aiment la propreté, qui craignent l'odeur exhalée par un dentier osanore, les préfèrent à ce dernier et ont parfaitement raison. Pour bien faire un dentier minéral complet, il faut s'assurer d'avance que les bases ne blesseront nullement lorsque le dentier sera fini; il faut de plus que le moule articulé représente avec la plus grande exactitude :

1° La hauteur juste du dentier;

2° La ligne médiane bien placée;

3° Le rapport véritable des deux mâchoires;

4° Le lieu précis où doivent être placés les porte-ressorts.

On peut alors, avec la certitude de réussir, facilement construire le dentier sur ce moule, le porter au feu sans essai, et ensuite dans la bouche, où il doit fonctionner parfaitement, sans être obligé d'y retoucher. Ce résultat ne peut s'obtenir par tous les procédés publiés jusqu'à ce jour. Tous les dentistes tirent ce moule articulé, mais aucun n'y a une confiance entière; ils ne peuvent d'après lui vaincre les difficultés qui se présentent que par des essais fatigants, tandis que deux courtes séances suffisent pour l'avoir parfaitement juste, et finir le dentier sans la présence du client.

Il est difficile de déterminer les points précis où doivent être placées les goupilles porte-ressorts dans un dentier minéral et même osanore. Magiolo le premier comprit toute l'importance d'établir l'équilibre de la mâchoire supérieure. Il tirait une ligne droite à la partie antérieure du dentier, une autre à la partie postérieure, et prétendait que l'axe des ressorts devait être placé au milieu de l'espace compris entre ces deux lignes. Ce qui n'est pas et ne peut pas être pour beaucoup de raisons : 1° il est très-rare de faire deux pièces parfaitement égales en développement; 2° les deux côtés du dentier ne sont pas toujours à égale distance de la ligne médiane; 3° chaque pièce ne peut pas toujours s'étendre jusqu'au fond de la bouche, etc.

M. Oudet prétend que c'est le centre géométrique du dentier. C'est un peu plus savant, mais c'est la même chose. Je pourrais lui faire les mêmes objections qu'à Magiolo.

Maury dit, page 386, que le dentiste peut toujours choisir le véritable point où doit être placée la goupille, lorsqu'il a l'adresse et l'habitude de ces sortes de pièces. Je plains le dentiste qui n'aura pas ces deux qualités.

Lefoulon, page 430, après avoir discouru prolixement sur le lieu précis où les goupilles doivent être placées, avoue qu'il ne sait pas, que ce n'est qu'en tâtonnant que l'on peut arriver au bon emplacement du point d'appui des ressorts. Il n'y a pas à tâtonner relativement aux dentiers dont nous parlons.

M. Delabarre (Traité de Mécanique, page 448) pense qu'il est une règle dont on doit s'écarter rarement, c'est de placer l'articulation des ressorts, de telle sorte qu'ils ne puissent être aperçus, et le lieu qui semble réunir toutes les conditions est derrière la bicuspidée inférieure et sur le milieu de la supérieure. C'est très-bien; mais lorsqu'il y a absence de dents, ce qui arrive dans la plupart des cas, comment fera le dentiste qui n'en a pas l'habitude? comme dit Maury.

Desirabode, qui a écrit après M. Delabarre, lui reproche d'avoir résolu la question d'une manière un peu trop brève, le cite mal et finit par le répéter textuellement en disant : « S'il fallait préciser ce lieu, nous dirions immédiatement au-dessus de la deuxième petite molaire, pour la pièce supérieure, et directement derrière cette même dent, pour l'inférieure. » Ce n'était pas la peine de chicaner M. Delabarre, puisqu'il n'emploie qu'un synonyme pour exprimer la même pensée.

Aucun auteur n'a parlé de la position précise de ces goupilles relativement à l'occlusion de la bouche chez l'homme, qui, s'opérant de trois manières différentes, doit changer et change en effet leur position, ainsi que certains vices de conformation qui dépendent de l'organisation primitive.

M. Delabarre conseille de placer des limitateurs lorsque les goupilles sont mal placées, que les ressorts blessent, que le dentier tourne, etc. C'est un mauvais moyen, même sur les osanores, et impossible, ou du moins très-difficile, sur des dents minérales.

La bonne position de ces goupilles porte-ressorts est tellement importante pour la fixité du dentier, que j'ai vu beaucoup de personnes regarder l'art du dentiste comme illusoire, parce que, placées en avant, le dentier tombait en arrière; trop en arrière, il basculait en avant. J'ai vu des dentiers qui, par la mauvaise position qu'on avait donnée à ces goupilles, étaient toujours près, au moindre mouvement de la mâchoire, de s'échapper de la bouche. Si leur perpendicularité n'est pas bien observée, les ressorts blessent, le dentier n'a point de fixité; il tourne à droite, à gauche, et désole le dentiste et le client. L'espoir trompé, le chagrin, les douleurs causés par une chose qui paraît de si mince importance, forcent la personne qui porte un dentier à le jeter au loin. J'ai toujours entendu ces personnes dire beaucoup de bien des dentistes et des dentiers.

J'ai dit que, sans un moule articulé juste, on ne pouvait faire que très-imparfaitement et difficilement un dentier minéral et même osanore. La cire, employée par tous les dentistes pour se procurer ce moule, ne donne que de mauvaises indications sur la hauteur et le rapport parfait des deux mâchoires. Tous les dentistes savent que la mâchoire, en pressant la cire, se portera toujours en avant ou en arrière, à gauche ou à droite; inutilement l'artiste tenterait de la remettre dans sa position naturelle, le client mordra trop ou trop peu; ce qui ne donnera qu'une hauteur approximative.

M. Delabarre s'aperçut le premier de ces inconvénients; et, dans l'intention de modérer l'effort de la mâchoire inférieure, il plaçait dans la cire un petit morceau de bois à la partie antérieure de la bouche, qui ne pouvait se fermer au-delà de ce qu'il avait décidé. Ce moyen ne limitant qu'un seul mouvement, ne donnera pas plus de confiance au dentiste dans son moule articulé. Lefoulon, page 407, a compliqué ce procédé en soudant trois goupilles à la plaque supérieure, qui serviront, dit-il, à prendre la longueur et la direction des dents. Une goupille serait suffisante et bien moins embarrassante que trois, mais ce serait rentrer dans le procédé de M. Delabarre. Il soude les porte-ressorts aux cuvettes provisoirement, place la cire à la mâchoire inférieure, introduit le tout dans la bouche pour avoir le rapport des deux mâchoires. Il donne ce procédé comme entièrement neuf et de son invention. Il ne l'aurait pas dit que j'en eusse été persuadé. Il soude les porte-ressorts sans doute pour avoir le plaisir de les dessouder, puisqu'il dit que ce n'est qu'en tâtonnant qu'on peut les placer d'une manière convenable. Il serait trop long d'analyser ce procédé nouveau qui n'est qu'une énigme indéchiffrable.

En parlant du dentier osseux ou osanore, il dit, page 412 : « On leur donne la dernière main en » formant les tubercules des dents supérieures, et » en creusant dans les inférieures ces dépressions, » où les tubercules vont se loger. »

On croirait, d'après M. Lefoulon, qu'il n'y a rien de plus facile que d'engrener les molaires des deux mâchoires. Maury ne pensait pas ainsi ; il avait senti toute la difficulté d'un pareil travail. Ne pouvant se fier à son moule articulé qui l'avait souvent trompé, il employait un moyen dégoûtant, mais qui pouvait réussir quelquefois. La mâchoire inférieure tout-à-fait terminée, les ressorts placés, il mettait le dentier dans la bouche, barbouillait de peinture les tubercules inférieures, faisait rapprocher les mâchoires et enlevait avec l'échoppe les points de peinture déposés sur la supérieure. L'engrenage pouvait avoir lieu quoique difficilement ; car il est des personnes qui ont une telle mobilité dans la mâchoire inférieure, qu'il est difficile et même impossible de leur faire fermer la bouche deux ou trois fois de suite naturellement et surtout embarrassée par le dentier.

Desirabode critique Lefoulon sur son invention nouvelle, et nous en donne une plus nouvelle, plus compliquée, plus embarrassante pour le client et pour le dentiste. Il faut avouer que ces grands dentistes ne sont pas amateurs de la simplicité.

Il soude d'abord de chaque côté des cuvettes une lame de platine de douze à quinze millimètres d'étendue sur quatre ou six de haut, *uniquement* pour soutenir la cire, et qu'il faudra dessouder après. Comme c'est adroit et surtout amusant.

Sur chaque base il place un rouleau de cire, et engage la personne à fermer légèrement la bouche. Il coupe cette cire à la hauteur voulue, en lui donnant la direction des dents. Comme les bases sont métalliques, il les chauffe légèrement, retire soigneusement les deux cercles de cire qui les recouvrent, et y fixe une petite plaque destinée à recevoir le porte-ressort. Si c'est sur la cire qu'il fixe la petite plaque, il serait plus rationnel de la fixer, la cire en place. S'il veut souder la petite plaque sur la base métallique, il y a vingt à parier contre un qu'il faudra encore dessouder, etc., etc. C'est toujours la cire, toujours des essais fatigants, complication de moyens désespérants pour le dentiste et le client.

Il pense qu'il est toujours mieux de donner aux dents une hauteur un peu moindre que celle qu'avaient les dents naturelles ; par cette raison fort simple, que la pièce sera nécessairement d'autant moins apparente qu'elle sera moins épaisse.

Je ne suis point de son avis. C'est dans la figure de l'individu que le dentiste observateur doit chercher la hauteur du dentier. Trop bas, il ratatine la figure; trop haut, il donne un air hébété; dans l'un et l'autre cas, il donne au visage une expression ridicule. Un dentier n'est pas fait pour être mis dans la poche; il faut de toute nécessité qu'on le voit en riant, en parlant. Il n'est guère possible de soupçonner l'artifice lorsqu'il est bien fait; il n'y aurait que sa trop grande régularité, des dents d'une blancheur éclatante chez des personnes d'un certain âge, qui pourraient le déceler. Lorsqu'il dit que la pièce sera d'autant moins apparente qu'elle sera moins épaisse, j'avoue que je ne comprends pas : il a sans doute voulu dire moins haute.

Je viens de parler de beaucoup de difficultés qui n'ont point encore été vaincues, pour établir un dentier solide et durable. J'ai dit mon sentiment, qui est celui de beaucoup de dentistes, relativement aux bonnes et mauvaises qualités des substances propres à exécuter un instrument qui rend les plus grands services, et dont l'utilité n'est pas assez appréciée par beaucoup de personnes, soit par légèreté, soit faute de reflexion.

Si j'ai prémuni quelques personnes contre une matière osseuse qui peut être bonne si le client ne craint pas la dépense, c'est non-seulement dans son intérêt, mais encore pour le prévenir des désagréments qu'il éprouve toutes les fois qu'il faut changer le dentier, ce qui arrive trop souvent s'il aime la propreté.

J'ai parlé de procédés compliqués, même bizarres, qui augmentent les difficultés, déjà assez grandes, pour exécuter convenablement un dentier. Chaque dentiste auteur, pour se singulariser, a voulu ajouter à l'invention primitive un procédé qui n'est qu'un embarras de plus. Tel est le petit morceau de bois de M. Delabarre, triplé par Lefoulon avec ses trois goupilles soudées. Tels sont encore les rouleaux de cire de Desirabode, placés, coupés, enlevés et replacés; des lames de platine, des porte-ressorts soudés aux bases métalliques qu'il faudra dessouder, etc. Si c'est un amusement pour ces grands mécaniciens, ils trouveront peu d'imitateurs en province, où les dentistes, en voulant se procurer ce plaisir, craindraient de fausser les bases en les passant trop souvent au feu. Ce ne serait rien que ce tripotage si l'artiste avait la certitude de réussir par l'emploi de tous ces procédés plus ou moins mal combinés; mais il travaille en aveugle, il craint toujours de finir un ouvrage qui ne remplira peut-être pas son attente. Cette hésitation, cette crainte sont tellement vraies, qu'il faut essayer..... toujours essayer..... Je connais un dentiste qui a essayé pendant trois mois et qui n'a rien fait de bien : il est vrai, qu'initié nouvellement à l'art qu'il professe, une pareille leçon apprend à ne rien promettre que l'on ne puisse tenir.

J'ai essayé aussi ; je m'aperçus bien vite que toutes les difficultés venaient du client, malgré sa bonne volonté. Par une suite de procédés très-simples, d'une exécution si facile, que le premier individu, avec un peu d'adresse, peut les employer, j'oblige le client lui-même, sans qu'il s'en aperçoive, à me donner toutes les indications les plus justes, les plus précises, pour établir un dentier. En possession de tous les rapports qu'il doit avoir avec la cavité buccale, rien n'est plus facile que de l'exécuter sans crainte, sans essai. Placé dans la bouche, j'ai d'avance la certitude qu'il ne blessera pas, que les dents tomberont les unes sur les autres naturellement ; qu'avec mon moule articulé je puis l'engrener avec facilité ; que la hauteur sera celle que j'aurai décidée ; que les dents, la ligne médiane, les ressorts seront placés dans le lieu précis qui leur convient, et que le dentier fonctionnera sans être obligé d'y retoucher. Pour obtenir un pareil résultat, je n'ai besoin de voir le client que deux fois : la première visite assez courte; la seconde, étant obligé de converser avec lui, sera d'autant plus longue, qu'il aura la mâchoire inférieure plus mobile.

En profitant des instants de loisir que me laisse l'exercice de ma profession, j'espère, dans quelques jours, faire paraître un petit ouvrage, dans lequel j'indiquerai les procédés que j'emploie, et que l'on chercherait vainement dans tous les auteurs anciens et modernes.

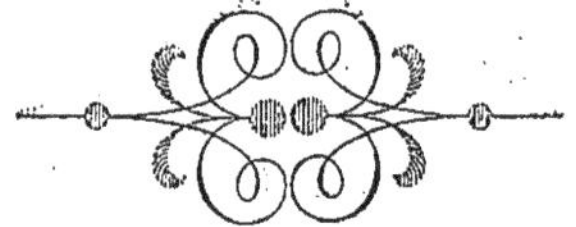

EXPLICATION DES FIGURES.

FIGURE 1.

1 La couronne.

2 Le collet où finit l'émail.

3 La racine.

FIGURE 2.

Coupe longitudinale de deux dents pour rendre visibles les cavités dentaires, simples sur les dents qui n'ont qu'une racine, composées sur celles qui en ont plusieurs.

1-1 Epaisseur de l'émail.

2-2 Cavités dentaires.

3-3 Os dentaires.

FIGURE 3.

Mâchoire d'un enfant de trois ans, dentition complète.

a a Les incisives.

b La canine.

c La petite molaire.

d La grosse molaire.

e Première grosse molaire permanente de l'adulte en ossification à cet âge, qui ne paraîtra qu'à cinq ou six ans et ne sera point remplacée. Elle se carie quelquefois ; les parents doivent y faire attention. L'arrivée de cette dent annonce la chute des primitives.

FIGURE 4.

b c Les petites molaires de l'adulte se développant sous les racines des molaires de l'enfant.

FIGURE 5.

Présente les deux rangées de seconde dentition d'un seul côté des mâchoires.

1 Grande incisive ou centrale.
2 Latérale ou petite incisive.
3 Canine.
4 4 Les petites molaires.
5 La première grosse molaire.
6 La deuxième grosse molaire qui se met en ligne à douze ou treize ans.
7 La dent de sagesse, qui arrive de dix-huit à vingt-cinq ans. Ces trois dernières dents ne poussent qu'une seule fois et ne seront pas remplacées, si l'enfant venait à les perdre. Cette figure représente aussi les dents de la première dentition, prises d'un seul côté des mâchoires. L'ordre de leur position indique les dents permanentes qui doivent leur succéder.

FIGURES 3 ET 4.

La nature ne suit pas, dans la chute des dents primitives, l'ordre successif qu'elles occupent sur les mâchoires, souvent cet ordre s'intervertit. L'interversion porte ordinairement sur les canines et sur les molaires.

On a vu commencer la chute des dents primitives par une molaire ; quelquefois elles sortent les deux ensemble. La canine peut sortir en même temps. On a observé les incisives centrales supérieures s'ébranler et annoncer l'arrivée des secondes, etc. ; tous ces cas sont exceptionnels. On peut rapporter à trois modes principaux l'apparition des dents de la seconde dentition, comme on le voit sur la *figure* 3.

1 L'incisive centrale.
2 La latérale.
3 La petite molaire.
4 La canine.
5 La grosse molaire.

Dans le second mode, la petite molaire et la grosse tombent avant la canine ; dans le troisième, les dents tombent successivement, en commençant toujours par l'incisive centrale. La *figure* 4 représente une demi-mâchoire de huit ans et demi ou environ.

1 Incisive parfaite de seconde dentition qui a chassé la primitive.

2 Incisive latérale dont la racine n'est point encore achevée, qui a déjà chassé la primitive et va se mettre dans quelques jours au niveau de la première.

3 La canine de lait en place, qui ne tombera qu'à l'âge de onze ou treize ans.

4 5 Les deux molaires temporaires qui ne mueront qu'à neuf ou dix ans à peu près.

D Molaire qui paraît à cinq ou six ans, et qui annonce, comme je l'ai dit, la chute des primitives. La racine est parfaite.

E La seconde molaire, dont les racines ne sont point achevées. Elle sort à peu près dans le même temps que la canine permanente A.

B C Petites molaires permanentes de l'adulte, qui ne sortent qu'à neuf ou dix ans; elles ne ressemblent nullement aux dents qu'elles remplacent. (Voyez la *figure* 5.)

F Germe de la dent de sagesse, qui ne sortira qu'à dix-huit ans et souvent plus tard.

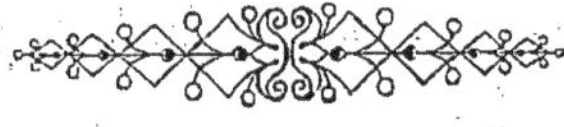

1274. — Nantes, IMP. CHARPENTIER, rue de la Fosse, 32.

Fig. 1. Fig. 2.

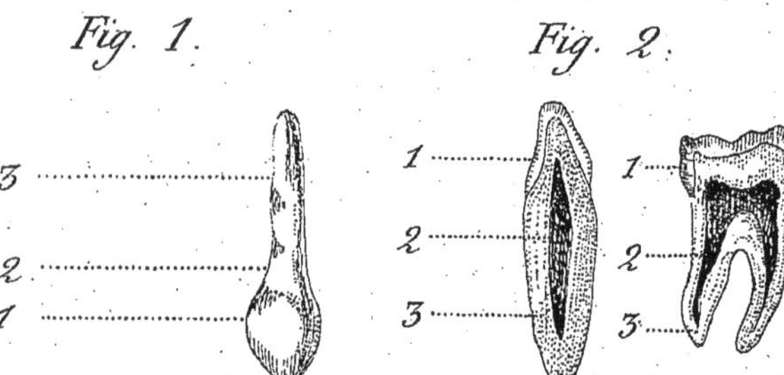

Fig. 3.

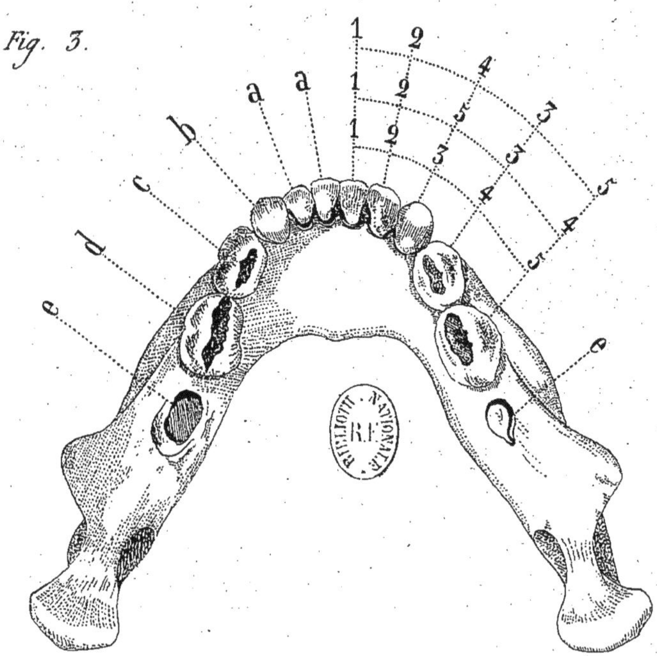

Lith: Cheneveau, Nantes.

Fig. 4.

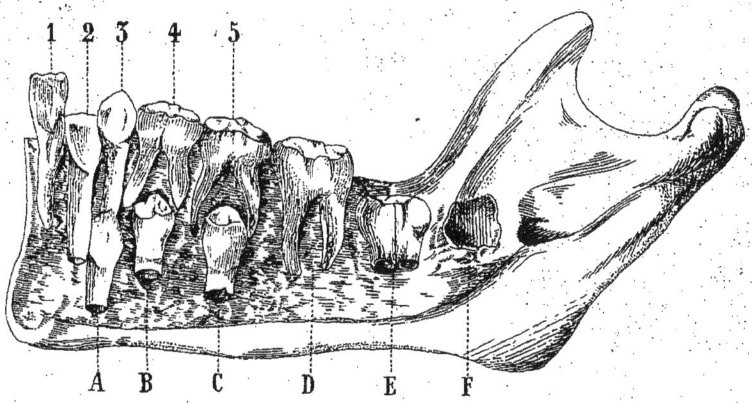

1 2 3 4 5

A B C D E F

Fig. 5.

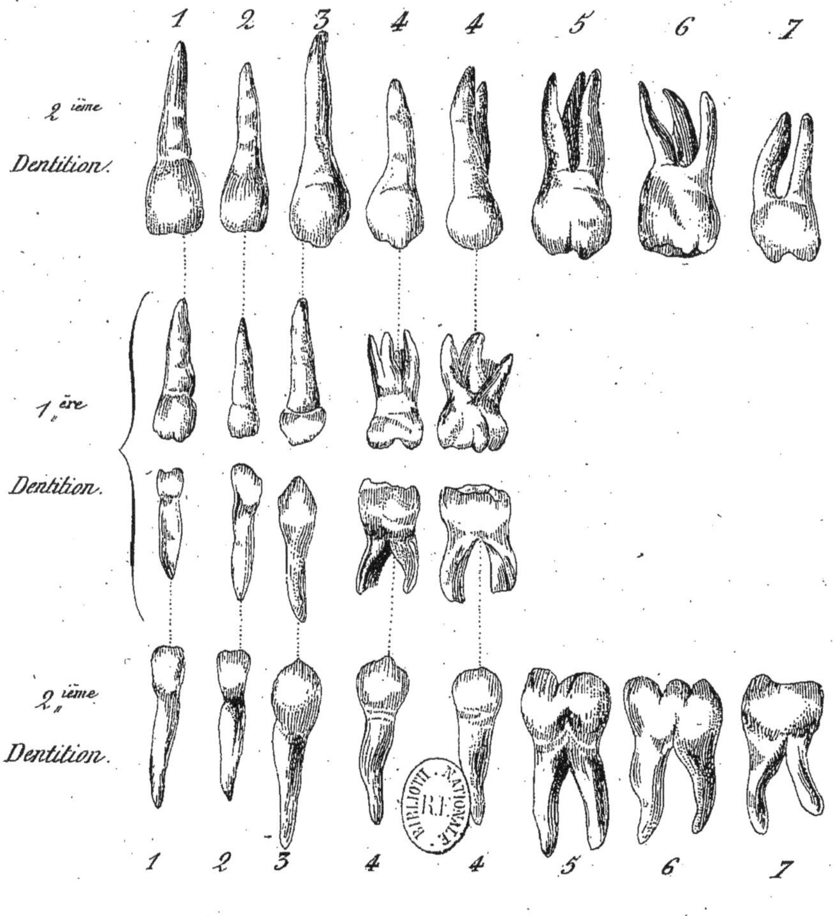

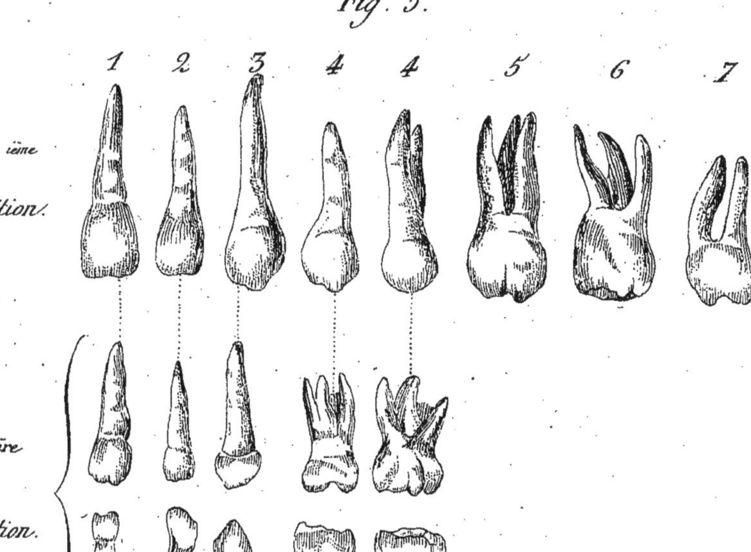

Lith. Chenevreau, Nantes.

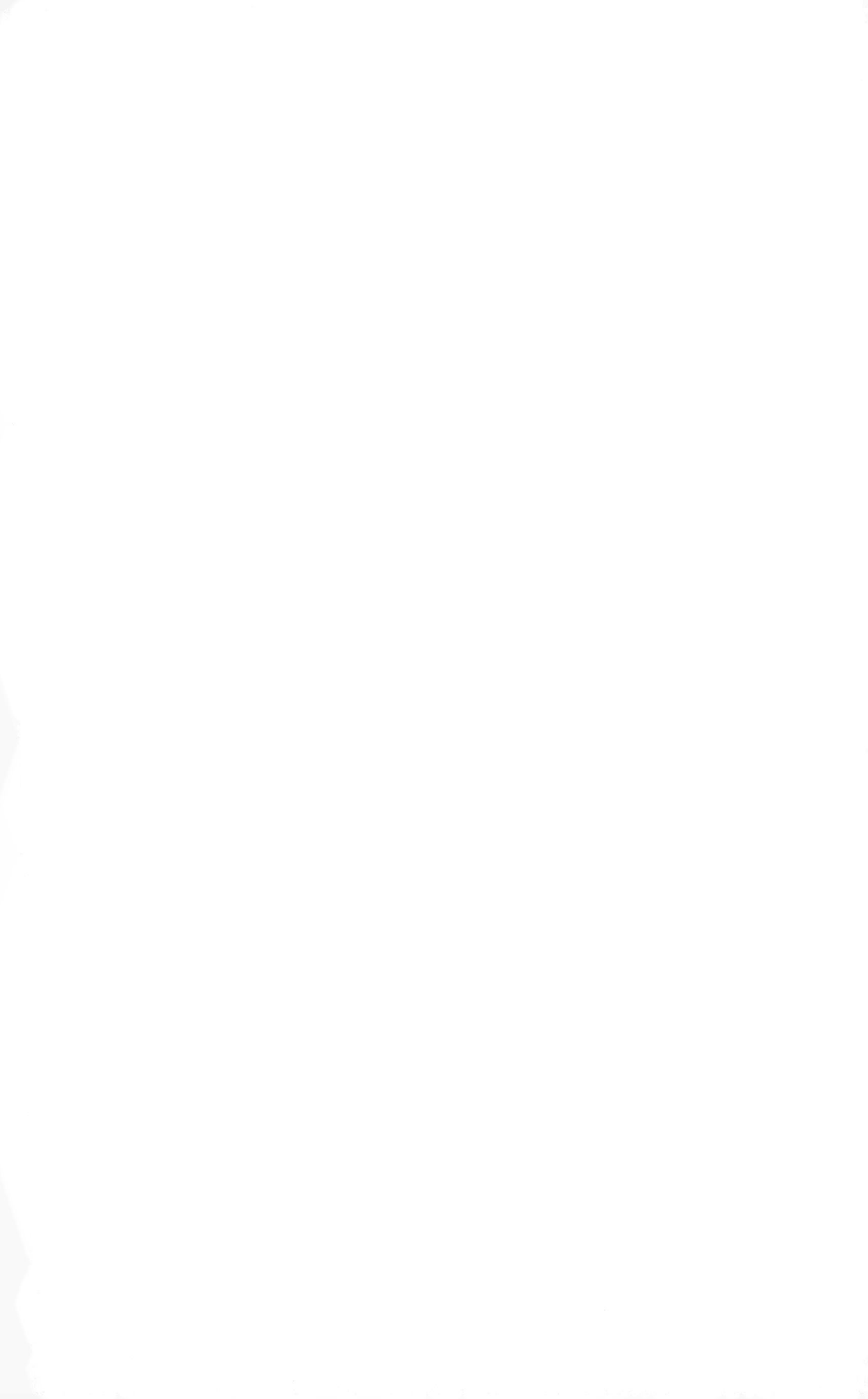

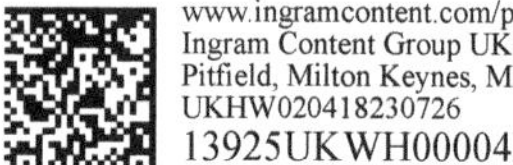

www.ingramcontent.com/pod-product-compliance
Ingram Content Group UK Ltd.
Pitfield, Milton Keynes, MK11 3LW, UK
UKHW020418230726
13925UKWH00004B/1509